Le SÉRUM CUGUILLÈRE

EN BELGIQUE

———— ✳ ————

STATISTIQUE OBTENUE PAR LE

DOCTEUR ESCOYEZ

DÉLÉGUÉ DU GOUVERNEMENT BELGE

AU XVᶜ CONGRÈS INTERNATIONAL DE MÉDECINE, LISBONNE 1906.

———— ✳ ————

AGEN

IMPRIMERIE QUILLOT, COURS WASHINGTON, RUE JOSEPH-BARRA

—

1907

LE SÉRUM CUGUILLÈRE EN BELGIQUE

Le SÉRUM CUGUILLÈRE EN BELGIQUE

STATISTIQUE OBTENUE PAR LE

DOCTEUR ESCOYEZ

DÉLÉGUÉ DU GOUVERNEMENT BELGE

AU XVᵉ CONGRÈS INTERNATIONAL DE MÉDECINE, LISBONNE 1906.

AGEN

IMPRIMERIE QUILLOT, COURS WASHINGTON, RUE JOSEPH-BARRA

1907

LE
SÉRUM CUGUILLÈRE
EN BELGIQUE

STATISTIQUE OBTENUE PAR LE

DOCTEUR ESCOYEZ

Délégué du Gouvernement Belge

au X Ve Congrès international de Médecine, Lisbonne 1906

Depuis le mois d'octobre 1904, j'emploie le sérum Cuguillère dans le traitement des affections tuberculeuses. Les résultats splendides que j'ai pu obtenir par cette nouvelle médication ont été publiés, chaque année, dans les divers Congrès : en octobre 1905, à Paris ; en mars 1906 au XV Congrès international de médecine de Lisbonne.

Aujourd'hui je réponds à votre honorée demande en publiant un aperçu sommaire de ma statistique actuelle. Je ne parlerai que de la localisation pulmonaire ; *exposer les résultats obtenus dans les*

*autres localisations : pleurétique, intestinale, péri-
tonéale, génito-urinaire, ganglionnaire, osseuse,
articulaire, m'entrainerait beaucoup trop loin.*

J'espère, au prochain Congrès de Budapesth qui
aura lieu dans deux ans, publier, *in extenso*, les
différentes cures que j'aurai pu obtenir dans les
multiples manifestations du bacille de Koch.

Ces cures seront confirmées par les expériences
que vous connaissez, entreprises dans le Midi de
la France, sur les bovidés et les cobayes, par la vail-
lante Société d'Application des Sciences Médicales.

Ces expériences qui ont eu un grand retentisse-
ment dans mon pays, jettent une vive lumière sur
les progrès réalisés dans le traitement de la tuberculose par le sérum Cuguillère. Elles seront
appuyées ensuite par les résultats d'autres médecins belges qui ont appliqué le sérum végétal en
suivant mes indications, et qui m'ont adressé des
lettres flatteuses, mais ces éloges sont dus bien
plus à M. Cuguillère qu'à moi-même.

Et si, avec tout cela, on se rappelle ce que disent
les autres collaborateurs, on ne tardera pas à être
convaincu que, non seulement, le sérum Toulousain
est un agent curateur très efficace, mais que c'est
l'agent le plus efficace que nous possédions actuel-
lement contre la tuberculose.

Du reste, je vais vous en donner la preuve. Ainsi
que je viens de le dire, j'ai eu l'occasion d'appliquer
et de faire appliquer, par différents Confrères, le
sérum végétal dans toutes les localisations du ba-

cille avec des résultats inespérés, mais il ne sera question ici que des cas de tuberculose pulmonaire avec bacilles dans les crachats que j'ai vus depuis le 1e octobre 1904 jusqu'au 31 décembre 1906. Si je laisse de côté les nouveaux malades soignés pendant le 1er trimestre de l'exercice 1907, c'est parce que, chez la plupart d'entre eux, le traitement n'a pas encore produit tous ses effets. Ma statistique comprendra donc tous les malades indistinctement que j'ai soignés moi-même pendant une période d'un peu plus de deux ans.

Elle embrasse 147 malades.

De ce nombre il faut en retrancher :

1° — 54, parce que, vu l'état avancé de leur affection, ils n'ont pas été injectés ou n'ont reçu que des doses inopérantes à titre d'encouragement.

2° — 15, parce qu'ils n'ont pas persévéré suffisamment.

3° — 2 morts d'une affection étrangère à la maladie qui nous occupe.

Ces trois catégories comprennent 71 malades, lesquels retranchés du nombre total 147, nous donnent 76 cas.

Pour donner une vue d'ensemble des résultats obtenus par le sérum végétal, ces 76 malades seront répartis dans un tableau divisé en colonnes surmontées par des lettres. G, indique les malades guéris (disparition de tous les symptômes) ; Q G, les ma-

TYPES	G	QG	FA	A	S	R	M	OBSERVATIONS
I. — Lésions localisées à un sommet.	7							Complication de péritonite tuberculeuse.
II. — Lésions du sommet avec infiltration plus étendue.	19	1	1					id.
III. — Lésions profondes intéressant au moins la moitié du poumon.	8	5					2	id. plus affection cardiaque.
IV. — Poumon pris en entier	1	3	3	3			3	Grippe et grossesse. — Enfant vécu trois semaines.
V. — Lésion des 2 sommets.	5	1						
VI. — Lésion des 2 poumons.	1	4	2		3	1	3	
Total	41	14	6	3	3	8	1	

Succès 64   Insuccès 9

lades quasis guéris (état général et local excellent mais expectoration bacillifère rare provenant de la détersion inachevée des poumons ; F A, les malades fortement améliorés ; S, les stationnaires ; R, ceux qui sont en recul ; M, les morts. A gauche du tableau se trouvent les indications approximatives de l'étendue des lésions.

Un coup d'œil sur le tout montre d'une façon éloquente les résultats magnifiques auxquels on arrive en employant la méthode Cuguillère.

Traduit en chiffres ce tableau se résoud comme suit :

Sur 76 malades, 41 sont guéris radicalement, soit 52.8 0/0, et si nous ajoutons les Q G, les F A, les A nous obtenons 64 succès, soit 84.2 0/0.

Ces chiffres *n'ont jamais été dépassés jusqu'ici* et ils acquérront une importance plus grande encore lorsqu'on saura qu'ils ont été fournis par les seules ressources du sérum végétal.

En effet, on admet d'ordinaire qu'on ne lutte bien contre la tuberculose que par un appoint de conditions hygiéniques et diététiques que l'on rencontre seulement dans des établissements spéciaux. Or, de tous les malades qui composent cette statistique, aucun n'a reçu d'injection dans un sanatorium. Un certain nombre ont appliqué plus ou moins la cure hygiénique à domicile, mais la plupart continuèrent leur travail sans aucun autre traitement. En somme ni la suralimentation, ni les médicaments ne peuvent expliquer d'aussi beaux résultats.

Concurremment avec la cure hygiéno-diélélique , sans aucun doute, ils auraient été meilleurs encore.

On pourrait peut-être s'étonner du grand nombre de malades qui n'ont pas été injectés ou qui n'ont reçu que des doses inopérantes, mais il faut remarquer qu'au début, alors que le sérum végétal n'avait pas encore fait ses preuves, que la plupart des tuberculeux se présentaient à l'examen en désespoir de cause après avoir été abandonnés ou envoyés par les autres médecins. Ils m'arrivaient donc avec des lésions excessivement avancées ne pouvant plus retirer aucun bénéfice du traitement. Dans ces conditions je me trouvais sans armes devant la maladie, et si quelques-uns d'entre eux ont été injectés, c'était à la demande expresse des parents pour encourager le malade bien plus que dans l'espoir de le guérir.

Quant à ceux qui ont cessé le traitement, beaucoup ayant repris des forces, ont recommencé à travailler sans attendre un résultat bien positif, ignorant sans doute la gravité de leur maladie et se contentant d'un état quasi-satisfaisant.

Retrancher ces 15 cas de ma statistique ainsi que je l'ai fait, ne peut avoir aucune influence sur cette dernière, car on trouve des tuberculeux qui abandonnent le traitement dans toutes les six catégories, et les causes de cet abandon sont diverses. Pour ne citer en passant que les principales, je signalerai l'ignorance, la durée du traitement, et surtout *l'individu medicorum*, dont l'influence n'est malheureusement que trop grande.

Je n'ai pas compté, dans ma statistique, les deux malades morts d'une affection étrangère.

Le 1er type 4, observ. 10, Communication de Lisbonne, pouvait être considéré comme F A lorsqu'il fut frappé d'une attaque d'angine de poitrine. Le second déclaré guéri de son affection pulmonaire par M. le Professeur Denys lorsqu'il fut appelé à ses derniers moments, est mort de l'affection cardiaque dont il souffrait depuis longtemps. Il pouvait être rangé dans le type II.

*   *

Voilà donc exposés, d'une façon très succinte, les résultats que j'ai pu obtenir jusqu'à présent. J'espère que ce petit aperçu démontrera, d'une façon péremptoire, la supériorité de la méthode Cuguillère sur les divers autres traitements.

Il ne me reste plus que quelques remarques à faire pour satisfaire entièrement votre honorée demande.

Outre les nombreux avantages que j'ai énumérés dans les communications de Paris et de Lisbonne :

1º Le sérum Cuguillère n'est pas toxique. On peut injecter impunément de fortes doses sans remarquer aucun symptôme d'empoisonnement. Cette proposition a été démontrée par les expériences de M. Faure de St-Denis-de-Piles sur les cobayes. Pour ma part, aux doses thérapeutiques habituelles nécessaires, je n'ai jamais trouvé de malade intolérant.

2⁰ Les confrères et moi-même n'avons jamais eu d'accident quelconque à déplorer, la méthode une fois instituée.

La forme hémoptoïque demandera naturellement un peu plus de délicatesse dans la dispensation des doses que les autres, mais, après un certain temps, les hémoptysies graves ne sont plus à redouter, le sérum les éloigne.

Avec les avantages signalés ailleurs je puis donc conclure que si la méthode donne des résultats splendides, elle ne comporte cependant aucun reproche.

*\
* *

Pour terminer, je vais vous donner un extrait d'une lettre qu'un de mes Confrères belges, employant le sérum végétal sous ma direction m'écrivait il y a quelque temps. — Je ne la choisis pas — Monsieur le Dʳ Cuguillère possède les plus élogieuses. Il pourrait vous montrer une lettre dans laquelle un autre médecin de mon pays m'annonçait qu'il était parvenu à guérir un cas compliqué de *laryngite* tuberculeuse avec des symptômes bien définis.

Mon cher Confrère,

« J'ai attendu jusqu'à ce jour pour vous écrire,
« afin de pouvoir vous donner les résultats obtenus
« par trois semaines d'expérimentation de sérum

« Cuguillère sur les deux malades dont je vous
« entretenais dernièrement.

« Je dois vous dire que, pour l'une des deux, j'ai
« obtenu un résultat dont j'étais loin d'espérer,
« aussi suis-je tout-à-fait enchanté de ce traite-
« ment.

« Voici :

« 1° Avant le traitement, jeune fille 15 à 16 ans,
« nombreux râles dans tous le poumon droit et
« souffle du sommet droit. Quelques râles au som-
« met gauche. Peu d'appétit, vomissements et fiè-
« vre hectique.

« Après la 3ᵉ injection de 3 1/2 ctm³, le soir T
« 38° 1/2 ; le lendemain soir, 37° 1/2 ; puis, à par-
« tir de ce jour, T tout-à-fait normale ne dépassant
« pas 36°8. L'appétit est au moins doublé, la malade
« se sent plus forte, est plus gaie et a gagné 1 k. 1/2
« en 15 jours.

« La toux est beaucoup diminuée (avec augmen-
« tation, le jour de l'injection et le suivant) Les
« crachats moins nombreux et plus fluides, une
« seule fois du sang (une strie) après la 2ᵉ injec-
« tion 3 1/2 c³.

« Le sommet gauche est à peu près guéri, on y
« entend rarement un râle. Le sommet droit est
« beaucoup amélioré, le souffle persiste mais beau-
« coup moins étendu et les râles sont diminués de
« moitié.

« Bref, en trois semaines, j'obtiens un résultat

« magnifique que je ne pouvais même espérer. J'ai
« fait aujourd'hui 5c³ et je me propose de rester à
« cette dose quelque temps à moins que vous ne
« me conseilliez d'augmenter encore.

« Le 2ᵉ cas n'est pas aussi beau mais je vous
« dirai que je le considérais comme perdu tant les
« lésions sont étendues et l'état de la malade pré-
« caire. Je viens de faire la 4ᵉ injection (3 cnt³). La
« fièvre hectique continue ainsi que tous les symp-
« tômes mais il n'y a certainement *pas d'aggrava-*
« *tion*. Je vais continuer quand même. etc. etc. »

Recevez, M. le........, avec mes homma-
ges les plus respectueux, l'expression de mon en-
tier dévouement.

Tertre le 8 avril 1907.

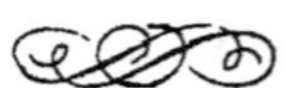

Dr ESCOYEZ.